CONTENTS

Copyright
Title Page
Prólogo ... 1
Contexto del Turismo Médico a Nivel Global: Breve Historia y Evolución del Turismo Médico en el Mund ... 4
Objetivo de esta guía: ... 6
Para los Médicos/Inversionistas: ... 10
Para los pacientes: ... 12
El Crecimiento del Turismo Médico en México: ... 14
¿Qué es el Turismo Médico? ... 16
Principales Procedimientos Médicos y Estéticos ... 19
Quintana Roo: Un Destino Ideal para el Turismo Médico ... 21
Ciudades Principales para el Turismo Médico ... 22
Ventajas Competitivas del Estado ... 24
Infraestructura Médica en Quintana Roo ... 26
Certificaciones y Calidad de los Servicios de Salud ... 28
Proveedores de Servicios Complementarios ... 30
Costos y Beneficios del Turismo Médico ... 33
La Pirámide del Turismo Médico ... 35
Beneficios Económicos para el Paciente ... 38
Impacto Económico en la Región ... 40

Aspectos Legales y Éticos del Turismo Médico	42
Derechos del Paciente	44
Consideraciones Éticas	46
Casos de Éxito en Quintana Roo	48
Estudios de Caso de Clínicas y Hospitales	50
Turismo y Recuperación	53
Propuestas de Actividades Postoperatorias	55
Desafíos y Oportunidades del Turismo Médico en Quintana Roo	58
Oportunidades de Crecimiento	60
Conclusiones y Recomendaciones	63
Recomendaciones para el Futuro del Turismo Médico en Quintana Roo	66
Apéndices	69
Directorio de Proveedores y Servicios Relacionados con Turismo Médico en Quintana Roo	73
Guía Práctica para el Paciente Turista	75
Recursos Adicionales	77
Sobre el Autor:	79

Copyright © 2024 Gabriel de la TorreM.

All rights reserved

The characters and events portrayed in this book are fictitious. Any similarity to real persons, living or dead, is coincidental and not intended by the author.

No part of this book may be reproduced, or stored in a retrieval system, or transmitted in any form or by any means, electronic, mechanical, photocopying, recording, or otherwise, without express written permission of the publisher.

ISBN: 9798341328020

Cover design by: Art Painter
Library of Congress Control Number: 2018675309
Printed in the United States of America

TURISMO MEDICO EN EL CARIBE MEXICANO

Guía básica para pacientes y Medicos/emprendedores.

Gabriel de la Torre M.

PRÓLOGO

El turismo médico ha transformado la manera en que pacientes de todo el mundo acceden a tratamientos médicos de calidad, combinando salud y bienestar en entornos atractivos. La globalización de este sector ha permitido que países como México, y en particular Quintana Roo, se posicionen como destinos clave para aquellos que buscan procedimientos médicos avanzados a precios accesibles, sin renunciar a un entorno de recuperación paradisiaco.

En este contexto, Gabriel de la Torre M.ha sido un actor fundamental en el crecimiento y desarrollo del turismo médico en México y América Latina. Desde su rol como Director Comercial del Grupo Médico Costamed en 2009, ha sido pionero en la promoción del turismo médico en Quintana Roo, colaborando con empresas internacionales como **Gorgeous Getaways**, una firma canadiense pionera en turismo médico en Asia. A través de su visión estratégica, Gabriel ha facilitado la integración de servicios médicos de alta calidad con la oferta turística de la región, consolidando a Quintana Roo como un destino líder en turismo médico.

En 2010, fue nombrado Director de América Latina para Gorgeous Getaways, liderando la expansión de los servicios de turismo médico en México, Guatemala, Costa Rica y otras partes de Centroamérica. Su experiencia en la creación de alianzas estratégicas ha sido clave para establecer redes de colaboración entre proveedores médicos, agencias de **turismo** y pacientes internacionales, contribuyendo a que la región se convierta en un referente global. Además, su participación como conferencista en los **Congresos Internacionales de Turismo Médico** en más de tres ocasiones en las ciudades de Reynosa, Puerto Vallarta y Tijuana reflejan su reconocimiento como experto en el sector y su compromiso con la promoción y profesionalización del turismo médico en la región.

La importancia del conocimiento y la experiencia en este sector no puede ser subestimada. Gabriel de la Torre M. ha demostrado que el éxito en el turismo médico depende de una comprensión profunda de las necesidades de los pacientes internacionales, así como de la capacidad para anticipar las tendencias globales y construir alianzas estratégicas que beneficien tanto a los proveedores de salud como a los viajeros médicos. Su participación en los **Congresos Internacionales de Turismo Médico** ha permitido que comparta su conocimiento y experiencias con otros actores clave, fortaleciendo la reputación de Quintana Roo como un destino de clase mundial.

Hoy, Quintana Roo es reconocida no solo por sus paisajes paradisíacos y su infraestructura turística, sino también por su atención médica de primera calidad, la región ha evolucionado hacia una propuesta integral de turismo médico, donde la salud, el bienestar y la recuperación se entrelazan en un entorno que favorece tanto el cuerpo como el espíritu. Su legado en este sector, impulsado por su conocimiento y dedicación, ha posicionado a Quintana Roo como un referente global, demostrando que el turismo médico es mucho más que un servicio: es una experiencia completa de recuperación en el lugar ideal.

Cabe mencionar que dedico esta guía sobre turismo medico a mi amigo Carlos Arceo quien fuera un líder destacado en la organización de los **Congresos Internacionales de Turismo Médico**, celebrados en diferentes partes de México. Bajo su liderazgo, estos eventos han alcanzado gran reconocimiento en América Latina, con el objetivo de posicionar a México como un destino clave en el turismo médico global.

Hasta el año 2020, se celebró la **décima edición** de este congreso, con sede en **Cozumel**, y para el siguiente año se planificó llevarlo a **Chihuahua**. Estos congresos no solo han reunido a empresarios de clase mundial y facilitadores de turismo médico, sino que también han permitido la creación de importantes **citas de negocios internacionales**, consolidando a México como una potencia en el sector, especialmente en áreas como la **cirugía plástica** y el **turismo dental**

Cada edición ha atraído a expertos internacionales, organismos de salud y líderes del sector, con el objetivo de fortalecer la industria del turismo médico en México

CONTEXTO DEL TURISMO MÉDICO A NIVEL GLOBAL: BREVE HISTORIA Y EVOLUCIÓN DEL TURISMO MÉDICO EN EL MUNDO

El turismo médico es un fenómeno global que ha ganado relevancia en las últimas décadas, pero sus raíces se remontan a la antigüedad. Civilizaciones como los antiguos griegos y romanos viajaban largas distancias para beneficiarse de baños termales y santuarios de curación. Con el tiempo, la práctica de buscar tratamientos en lugares lejanos ha evolucionado debido a la globalización, los avances en el transporte y la comunicación, y la creciente accesibilidad a la información médica.

En el siglo XX, el turismo médico comenzó a tomar forma como lo conocemos hoy, con personas de países desarrollados viajando a otras naciones para recibir tratamientos médicos de calidad a un costo más bajo. Este crecimiento fue impulsado principalmente por la disparidad en los costos de atención médica entre diferentes países y la mejora en la infraestructura médica en destinos emergentes.

A nivel global, el turismo médico abarca una amplia gama de procedimientos, desde tratamientos estéticos y odontológicos hasta cirugías complejas y terapias alternativas. Países como Tailandia, India y Turquía han liderado esta tendencia, pero en los últimos años, América Latina, y especialmente México, ha emergido como un competidor fuerte en este sector, atrayendo a pacientes de todo el mundo.

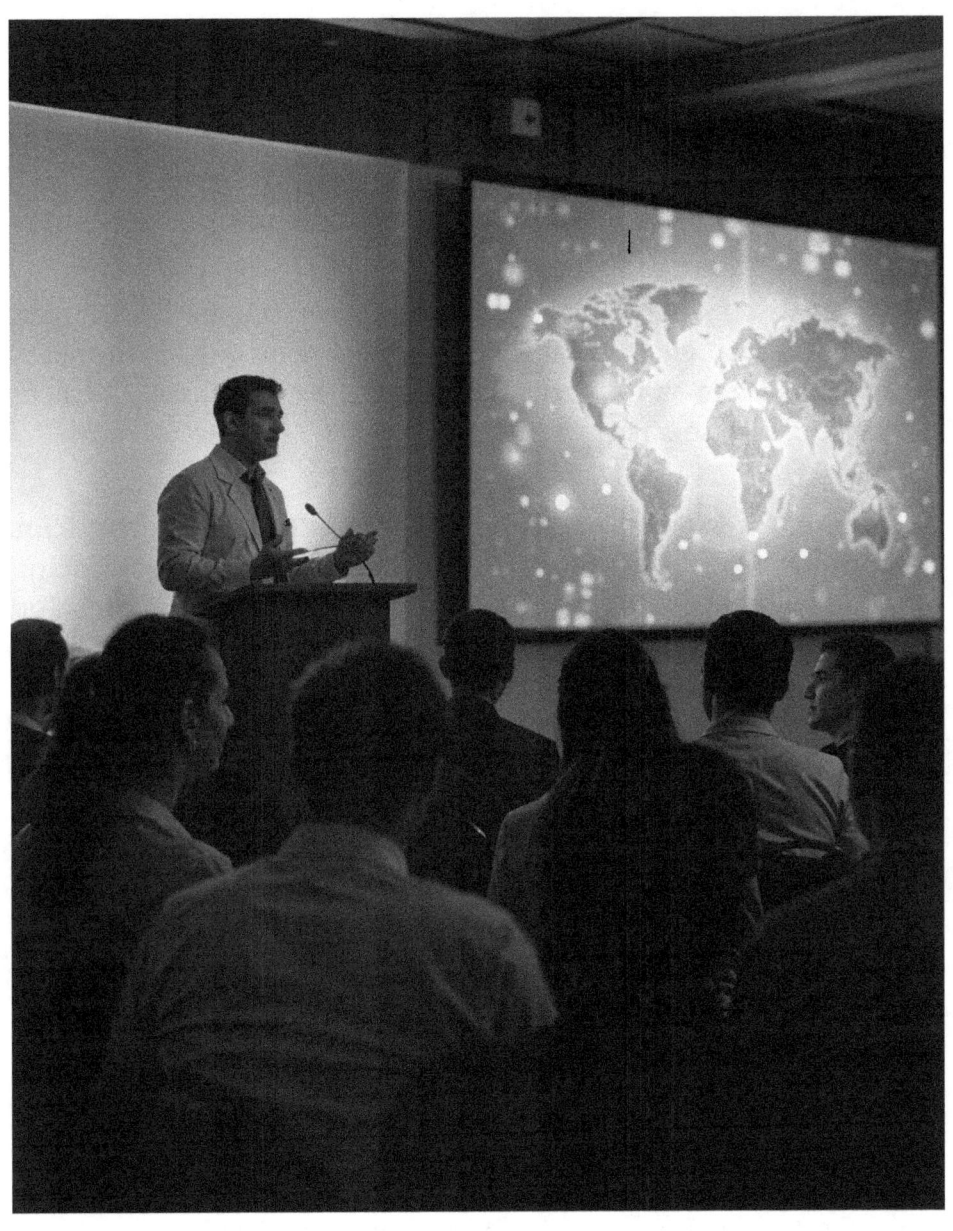

OBJETIVO DE ESTA GUÍA:

Presentar una guía completa sobre el turismo médico en Quintana Roo y su impacto en la economía y la salud global

El objetivo de este libro es ofrecer una guía exhaustiva sobre el turismo médico en Quintana Roo, explorando tanto su impacto económico como su influencia en la salud a nivel global. A través de este análisis, se busca:

1. **Informar a los lectores sobre las oportunidades y servicios disponibles en Quintana Roo**: Proporcionar información detallada sobre los hospitales, clínicas, y profesionales de salud que ofrecen tratamientos para turistas médicos. También se destacarán los tipos de tratamientos más demandados y las certificaciones que aseguran la calidad de los servicios.

2. **Educar a los pacientes sobre cómo planificar su viaje médico:** Incluirá una sección sobre los pasos a seguir para un viaje médico exitoso, desde la elección del hospital y médico, la comparación de precios, hasta la preparación para el procedimiento y el periodo de recuperación. Además, se abordarán aspectos prácticos como la documentación necesaria, seguros médicos y opciones de alojamiento.

3. **Explorar el impacto económico del turismo médico en Quintana Roo:** El libro ofrecerá un análisis sobre cómo este sector está contribuyendo significativamente a la economía local, generando empleos, atrayendo inversiones y diversificando la oferta turística de la región.

4. **Resaltar los desafíos y oportunidades para el turismo médico:** Aunque el crecimiento del turismo médico en Quintana Roo es notable, también enfrentamos desafíos. Este libro analizará temas como la necesidad de una mayor regulación, las expectativas de los pacientes internacionales y el impacto de la competencia global.

En resumen, este libro no solo será una guía práctica para los pacientes que buscan viajar a Quintana Roo por motivos médicos, sino también un análisis profundo de cómo esta región está desempeñando un papel crucial en el turismo médico global y su impacto en la economía, la innovación médica y la calidad de vida de los pacientes.

En mi experiencia personal, después de abrir el mercado del turismo médico en México, Costa Rica, y Guatemala, comprendí rápidamente que el éxito de este sector no solo dependía de la calidad médica, sino también del atractivo del destino. Desde mi posición como director comercial del Grupo Médico Costamed en Cozumel, fui testigo de cómo los pacientes no solo buscaban una solución médica asequible, sino también una experiencia de recuperación en lugares paradisíacos.

Cuando iniciamos la integración de empresas como Gorgeous Getaways, pionera en el turismo médico en Asia, pude observar de primera mano cómo el turismo médico es una simbiosis entre el tratamiento de salud y el destino. Los pacientes que buscaban procedimientos médicos querían algo más que un hospital: querían belleza, comodidad y tranquilidad. La naturaleza y el entorno juegan un rol crucial en este proceso, ya que una estancia en lugares como las playas de Quintana Roo o los rincones paradisíacos de Costa Rica ofrecían a los pacientes el ambiente perfecto para relajarse y recuperarse.

Otro pilar fundamental del éxito del turismo médico fue, sin duda, la atención y los servicios ofrecidos. Recuerdo cómo, en aquellos primeros días, manejaba personalmente a muchos de los pacientes que venían de distintas partes del mundo para recibir tratamientos, especialmente servicios dentales, que eran los más demandados. Me aseguraba de que cada uno de ellos recibiera una atención personalizada, desde el momento en que aterrizaban hasta que regresaban a sus países de origen, ya recuperados. Mi objetivo era que se sintieran cuidados y seguros en cada etapa de su experiencia, algo que resultó ser clave para el crecimiento del mercado.

Fue en este proceso donde descubrí la importancia del servicio de concierge en el turismo médico. En más de una ocasión, noté que los pacientes, al llegar a un país extranjero, sentían incertidumbre y ansiedad. La figura del concierge no solo resolvía las cuestiones logísticas, sino que también creaba un lazo de confianza con el paciente y sus acompañantes. Personalmente, me encargaba de recibir a los pacientes, les explicaba que estarían bajo mi cuidado y que ya conocía al equipo médico y el hospital donde recibirían su tratamiento. Esto no solo les daba seguridad, sino que generaba un ambiente de tranquilidad indispensable para el éxito del procedimiento.

Uno de los aspectos más comunes que manejé durante esta etapa fue la atención dental. La odontología era, sin lugar a dudas, el área más solicitada por los pacientes que atendíamos. Procedimientos como los implantes dentales y las coronas eran significativamente más económicos en México, y la calidad era equiparable a la que ofrecían países como Estados Unidos y Canadá. A medida que trabajaba con los pacientes, entendí que su decisión de buscar estos servicios en el extranjero no solo respondía a la reducción de costos, sino también a la posibilidad de recibir atención médica de alta calidad sin las largas listas de espera que encontraban en sus países de origen.

Cada vez que ayudaba a un paciente, me daba cuenta de que su satisfacción no solo dependía del éxito del tratamiento médico en sí, sino de toda la experiencia integral que rodeaba el viaje. El éxito del turismo médico radica en ofrecer un servicio completo: un destino atractivo, una atención médica de primer nivel, y una experiencia personalizada. En este sentido, fui testigo de cómo el crecimiento de este mercado dependía no solo de los médicos y los hospitales, sino también de todos los servicios de apoyo, como los alojamientos y las experiencias de bienestar que ofrecíamos a los pacientes y sus familias.

A lo largo de los años, y mientras el turismo médico crecía en la región, me di cuenta de que este sector no es solo un negocio, sino una experiencia profundamente humana. Los pacientes que llegan a un destino para recibir tratamiento confían en ti no solo para mejorar su salud, sino para garantizar su seguridad y bienestar en un entorno que puede ser completamente desconocido para ellos. En cada paso del camino, desde la recepción del paciente hasta el control postoperatorio, es crucial crear un entorno donde se sientan valorados y cuidados.

Es en este contexto que el servicio de concierge se convirtió en una pieza esencial en el éxito de mi trabajo y en la expansión del turismo médico en México, Costa Rica, y Guatemala. Este rol es más que un simple intermediario; es el vínculo que genera confianza entre el paciente y el lugar donde recibirá su tratamiento. En mi experiencia, este aspecto fue clave para asegurar que los pacientes se sintieran en las mejores manos y para construir relaciones duraderas que no solo beneficiaban a los pacientes, sino que también impulsaban el crecimiento del sector.

PARA LOS MÉDICOS/INVERSIONISTAS:

Si eres un emprendedor interesado en el turismo médico como un área para invertir, esta guía puede ofrecerte una visión basada en mi experiencia personal dentro del sector. Ya sea que consideres abrir una oficina de servicio al cliente para coordinar pacientes internacionales o si eres médico buscando atraer a más pacientes, te recomiendo revisar los datos proporcionados aquí.

El turismo médico es un mercado en crecimiento, y tener una comprensión clara de cómo funciona puede ayudarte a identificar oportunidades de negocio y los pasos necesarios para tener éxito en él. Esta guía te ayudará a visualizar cómo es el mercado de atención a pacientes extranjeros, y también a entender cómo generar recursos a partir de estos clientes, que a menudo buscan tratamientos médicos combinados con experiencias turísticas en destinos atractivos.

Claves a considerar:

El contenido de esta guía, basado en mis propias vivencias, te proporcionará una idea clara de cómo se desarrolla el turismo médico en el Caribe mexicano y los elementos que son clave para generar recursos a partir de la atención médica a clientes internacionales.

Claves a considerar:

1- Estudio de mercado: Es fundamental realizar un análisis previo que determine si el destino que eliges es viable para atraer turistas médicos. Los pacientes internacionales buscan, además de buenos servicios médicos, destinos que ofrezcan seguridad, facilidades logísticas y entornos agradables para la recuperación.

2- Inversión en Quintana Roo: Si piensas invertir en este estado, el Caribe mexicano se ha consolidado como uno de los principales destinos para el turismo médico en América Latina. La infraestructura médica y turística, combinada con la belleza natural de la región, lo hace un lugar atractivo para este tipo de negocios.

El contenido de esta guía, basado en mis propias vivencias, te proporcionará una idea clara de cómo se desarrolla el turismo médico en el Caribe mexicano y los elementos que son clave para generar recursos a partir de la atención médica a clientes internacionales.

PARA LOS PACIENTES:

Si eres un paciente en busca de servicios médicos a bajo costo, esta guía puede proporcionarte la información que necesitas para tomar una decisión informada. El turismo médico ofrece la posibilidad de obtener tratamientos médicos de calidad a precios mucho más accesibles que en muchos países desarrollados, al mismo tiempo que te permite combinar tu recuperación con un descanso y relajación en destinos turísticos atractivos.

Esta guía te dará una idea clara de los pasos que debes seguir antes de elegir un destino para tu tratamiento médico. Desde recomendaciones sobre qué acreditaciones buscar en los hospitales, hasta cómo evaluar los servicios médicos y turísticos que ofrecen las diferentes ciudades, aquí encontrarás información práctica que te ayudará a planificar tu viaje.

Puntos clave que debes considerar:

1- Costos y beneficios: Al comparar diferentes destinos, asegúrate de evaluar los costos no solo del tratamiento, sino también de los servicios adicionales como el alojamiento, transporte y postoperatorio.

2- Acreditaciones de los hospitales: Verifica que las clínicas u hospitales que estás considerando cuenten con certificaciones internacionales que garanticen la calidad y seguridad de los procedimientos.

Comentarios y reseñas: Lee las experiencias de otros pacientes que hayan recibido tratamientos similares en los destinos que te interesan.

3- Servicios adicionales: Muchos destinos turísticos médicos ofrecen no solo el tratamiento, sino también paquetes de recuperación en hoteles y spas, que pueden mejorar tu experiencia.

Con esta guía, tendrás la información necesaria para hacer una elección informada, asegurando que tanto tu tratamiento médico como tu experiencia de recuperación sean lo más satisfactorias y placenteras posible.

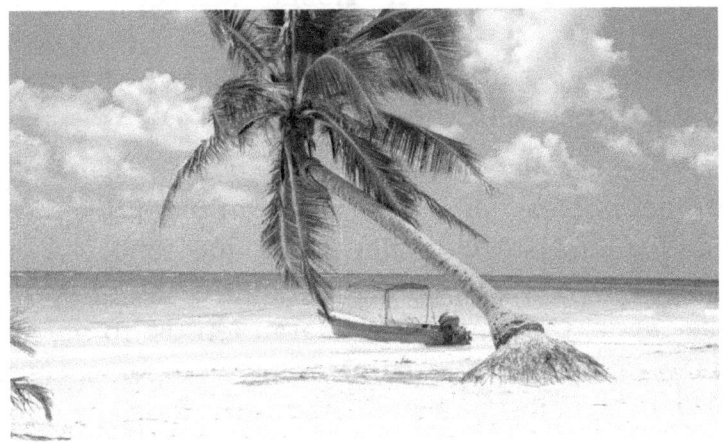

EL CRECIMIENTO DEL TURISMO MÉDICO EN MÉXICO:

Razones por las que México, y específicamente Quintana Roo, se ha convertido en un destino atractivo para turistas médicos

México se ha posicionado como uno de los principales destinos de turismo médico a nivel global, atrayendo a pacientes principalmente de Estados Unidos y Canadá, pero también de Europa y América Latina. El crecimiento de este sector en México se debe a una combinación de factores:

1. **Costos accesibles**: México ofrece tratamientos médicos de alta calidad a una fracción del costo que tendrían en países desarrollados. Esto incluye procedimientos de cirugía estética, dental, bariátrica, ortopédica y tratamientos complejos como oncología y cardiología. Los precios pueden ser entre un 40% y un 80% más bajos que en Estados Unidos, lo que resulta muy atractivo para los pacientes que buscan ahorrar dinero sin sacrificar calidad.

2. **Calidad de la atención médica**: En México, muchos hospitales y clínicas están certificados por organismos internacionales como la Joint Commission International (JCI), lo que garantiza altos estándares de calidad y seguridad. Además, muchos médicos y especialistas se han formado en instituciones de renombre en Europa y Estados Unidos, lo que contribuye a la confianza de los pacientes extranjeros.

3. **Proximidad geográfica:** Para los turistas médicos de Norteamérica, México representa una opción conveniente debido a su cercanía. Esto reduce significativamente los costos de viaje y

facilita el seguimiento médico posoperatorio, permitiendo que los pacientes puedan regresar fácilmente para revisiones o consultas.

4. **Infraestructura y destinos atractivos**: Quintana Roo, específicamente, se ha beneficiado enormemente del turismo médico debido a su infraestructura desarrollada y su atractivo como destino turístico. Ciudades como Cancún, Playa del Carmen y Cozumel no solo ofrecen atención médica de calidad, sino también playas paradisíacas y actividades turísticas que hacen que la recuperación sea más placentera.

5. **Tratamientos complementarios**: Quintana Roo no solo es conocido por su atención médica general, sino también por ofrecer tratamientos complementarios, como bienestar, salud holística, terapias de spa y desintoxicación, lo que convierte a la región en un lugar ideal para pacientes que buscan una recuperación integral.

¿QUÉ ES EL TURISMO MÉDICO?

Definición y Alcance

El turismo médico se refiere a la práctica de viajar a otro país o región para recibir tratamiento médico o procedimientos de salud. A diferencia del turismo tradicional, donde el principal objetivo es el ocio o el descanso, el turismo médico se centra en obtener servicios de salud que pueden ser inaccesibles, más costosos o difíciles de obtener en el país de origen del paciente.

Los beneficios del turismo médico son variados:

- Ahorro económico: En muchos países, el costo de los tratamientos es significativamente menor que en naciones desarrolladas, sin sacrificar la calidad.

- Acceso a tecnología y procedimientos avanzados: Algunos destinos ofrecen tecnologías de vanguardia o procedimientos innovadores que no están disponibles o aprobados en el país del paciente.

- Disfrute de un destino atractivo: Los pacientes pueden combinar su tratamiento médico con una estancia en un destino turístico de lujo, lo que convierte el viaje en una experiencia placentera tanto física como emocionalmente.

El alcance del turismo médico no solo se limita a procedimientos quirúrgicos, sino también a tratamientos dentales, estéticos, terapias alternativas, y bienestar general. En el caso específico de Quintana Roo, los pacientes pueden disfrutar de tratamientos en un entorno paradisíaco, lo que hace que el proceso de recuperación sea más relajante.

Perfil del Paciente Turista

Los pacientes que optan por el turismo médico tienen un perfil demográfico variado, pero algunas características comunes destacan:

1. **Procedencia geográfica:** La mayoría de los turistas médicos que eligen México, especialmente Quintana Roo, provienen de Estados Unidos y Canadá. También hay un número creciente de pacientes de Europa y América Latina que buscan tratamientos de calidad a precios accesibles.

2. **Motivos de viaje:** Los pacientes suelen viajar motivados por la reducción de costos, especialmente en procedimientos dentales, cirugías estéticas, y tratamientos complejos que en sus países de origen serían considerablemente más costosos. Además, buscan cortos tiempos de espera y un trato personalizado que no siempre pueden obtener en sus lugares de residencia.

3. **Edad y estado de salud:** Los turistas médicos pueden variar en edad, desde jóvenes adultos que buscan procedimientos estéticos hasta personas mayores que necesitan cirugías más complejas, como reemplazos de cadera o rodilla. Generalmente, son personas que se encuentran en un estado de salud relativamente bueno, pero que requieren procedimientos médicos para mejorar su calidad de vida.

4. **Recuperación en un entorno turístico:** Muchos turistas médicos eligen destinos como Quintana Roo no solo por la calidad médica, sino por la posibilidad de recuperarse en un ambiente relajante. Esto les permite combinar un tratamiento de salud con una estancia en resorts de clase mundial.

GABRIEL DE LA TORRE M.

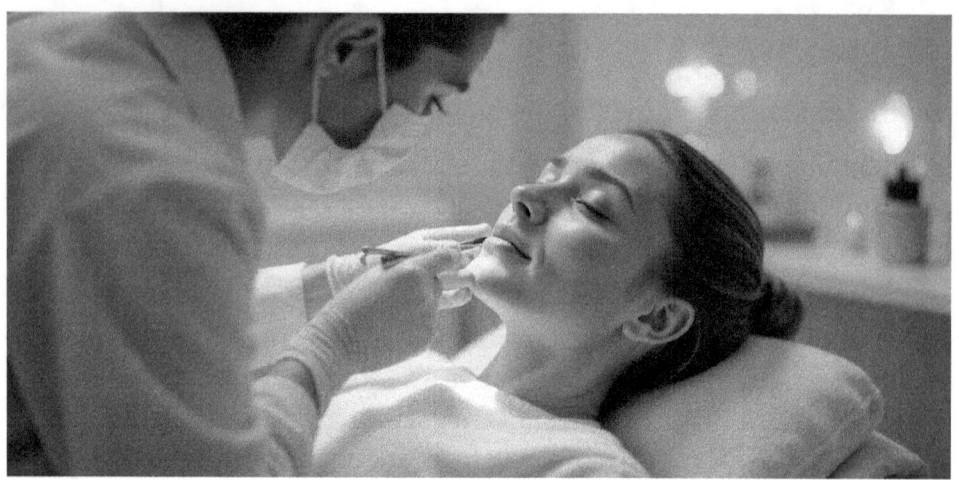

PRINCIPALES PROCEDIMIENTOS MÉDICOS Y ESTÉTICOS

El turismo médico abarca una amplia gama de tratamientos y procedimientos. En Quintana Roo, los más solicitados incluyen:

1. **Cirugías plásticas y estéticas:** Quintana Roo es un destino popular para aquellos que buscan cirugías estéticas como liposucción, abdominoplastía, aumento de senos, y rinoplastía. La calidad de los cirujanos y las clínicas en la región, combinada con los costos más bajos en comparación con países como Estados Unidos, hace que este tipo de procedimientos sea altamente demandado.

2. **Tratamientos dentales:** Este es uno de los servicios más solicitados en México. Procedimientos como implantes dentales, coronas, puentes y blanqueamientos son comunes entre los turistas médicos. Los precios competitivos y la calidad del servicio odontológico en clínicas de Quintana Roo son clave en la decisión de estos pacientes.

3. **Tratamientos de fertilidad:** Las clínicas especializadas en tratamientos de fertilidad han crecido en Quintana Roo, atrayendo a parejas de todo el mundo que buscan tratamientos como la fecundación in vitro (FIV) y otras tecnologías reproductivas asistidas.

4. **Cirugías bariátricas:** Con el aumento de la obesidad a nivel mundial, los procedimientos como el bypass gástrico y la banda gástrica se han vuelto comunes entre los turistas médicos que buscan una solución para perder peso de manera segura y efectiva.

5. **Procedimientos ortopédicos:** Las cirugías de reemplazo de cadera, rodilla y otras intervenciones ortopédicas son populares entre los turistas médicos mayores, quienes buscan una opción más económica para este tipo de procedimientos que suelen ser costosos en países como Estados Unidos y Canadá.

6. **Tratamientos de bienestar y rejuvenecimiento:** En Quintana Roo, también se ofrece una gama de tratamientos alternativos y complementarios enfocados en el bienestar, desde terapias de spa hasta desintoxicación, acupuntura, y tratamientos antienvejecimiento, lo que permite una recuperación integral.

QUINTANA ROO: UN DESTINO IDEAL PARA EL TURISMO MÉDICO

Descripción General del Estado

Quintana Roo es uno de los destinos turísticos más importantes de México, conocido por sus playas de arena blanca, aguas cristalinas y una vibrante oferta turística que incluye resorts de lujo, parques naturales y sitios arqueológicos. Además de ser un referente global para el turismo recreativo, el estado ha emergido como un destino destacado para el turismo médico, gracias a su combinación de infraestructura moderna, conectividad internacional y atención médica de alta calidad.

La infraestructura de Quintana Roo ha crecido exponencialmente en los últimos años. El estado cuenta con aeropuertos internacionales en Cancún , Cozumel y ahora el nuevo aeropuerto internacional de Tulum que en realidad se encuentra a 1 hora de la ciudad de Tulum en un lugar llamado Felipe Carillo Puerto (nota informativa) , que facilitan la llegada de pacientes internacionales. Además, los hospitales y clínicas en la región están equipados con tecnología de punta, cumpliendo con estándares internacionales y ofreciendo tratamientos médicos avanzados. Esto convierte a Quintana Roo en un lugar atractivo no solo para disfrutar de sus paisajes paradisíacos, sino también para recibir atención médica de calidad.

CIUDADES PRINCIPALES PARA EL TURISMO MÉDICO

Quintana Roo cuenta con varias ciudades y destinos que se han convertido en referentes para el turismo médico, debido a su infraestructura médica y turística.

1. **Cancún:** Esta ciudad es, sin duda, el principal centro para el turismo médico en el estado. Cancún no solo ofrece una amplia gama de clínicas y hospitales certificados, sino también un ambiente que combina lujo, descanso y tratamientos de salud. Los turistas médicos pueden disfrutar de tratamientos en clínicas privadas de primera categoría, mientras se recuperan en resorts de clase mundial con vistas al Caribe. Cancún es particularmente conocido por sus tratamientos estéticos, dentales y cirugías bariátricas.

2. **Playa del Carmen:** Esta ciudad ha crecido rápidamente y se ha convertido en otro punto atractivo para el turismo médico en Quintana Roo. Playa del Carmen combina un ambiente más relajado y bohemio con una oferta de clínicas que brindan servicios médicos a un precio competitivo. Además, la cercanía a la naturaleza permite a los pacientes disfrutar de una recuperación tranquila.

3. **Cozumel:** Cozumel, conocida por sus arrecifes de coral y actividades de buceo, también ha desarrollado su oferta de turismo médico. La isla cuenta con hospitales y clínicas especializadas, especialmente en tratamientos de bienestar, cirugías estéticas y ortopedia. Cozumel es ideal para aquellos pacientes que desean una recuperación en un entorno más aislado y exclusivo.

4. **Tulum:** Aunque Tulum es más famosa por su ambiente relajado y su enfoque en el bienestar y la espiritualidad, también ha empezado a posicionarse en el turismo médico. En Tulum, los pacientes pueden encontrar una oferta más holística, con clínicas que combinan medicina tradicional con terapias alternativas como la acupuntura y la medicina natural. Esto hace de Tulum un destino ideal para aquellos que buscan una recuperación física y emocional en un entorno natural.

5. **Otros destinos:** Ciudades como **Chetumal** y **la Riviera Maya** también han comenzado a desarrollar su infraestructura médica, atendiendo a pacientes que buscan una combinación de tratamientos médicos y la tranquilidad de lugares menos saturados por el turismo convencional.

VENTAJAS COMPETITIVAS DEL ESTADO

1. Proximidad con Estados Unidos y Canadá

Quintana Roo se beneficia de su cercanía geográfica con Estados Unidos y Canadá, lo que reduce los costos y tiempos de viaje para los turistas médicos provenientes de estos países. La conectividad aérea directa a ciudades como Miami, Houston, Toronto y Montreal facilita que los pacientes puedan acceder a tratamientos de alta calidad sin tener que viajar largas distancias. Esta ventaja competitiva es crucial para pacientes que buscan tratamientos médicos rápidos y efectivos sin enfrentar las listas de espera y los altos costos de sus países de origen.

2. Calidad de los hospitales y clínicas

Los hospitales y clínicas en Quintana Roo están equipados con la última tecnología médica y cuentan con certificaciones internacionales como la Joint Commission International (JCI), que garantizan altos estándares de atención. Los servicios médicos incluyen desde cirugías estéticas y odontológicas hasta procedimientos complejos como la ortopedia y tratamientos bariátricos. Además, muchos profesionales de la salud en el estado han recibido formación en instituciones de prestigio en el extranjero, lo que asegura un nivel de atención equiparable al de los mejores hospitales del mundo.

3. Experiencia de los profesionales de la salud

En Quintana Roo, los médicos, cirujanos y especialistas no solo cuentan con años de experiencia, sino que muchos de ellos tienen formación y certificaciones internacionales. Además, el personal de salud está capacitado para tratar a pacientes internacionales, lo que incluye atención bilingüe y un enfoque centrado en las necesidades particulares de quienes viajan desde otros países para recibir tratamiento. Este factor genera confianza entre los turistas médicos, quienes buscan una experiencia médica sin barreras de idioma ni diferencias culturales significativas.

4. Atractivo turístico para la recuperación

Quintana Roo ofrece una ventaja que pocos destinos de turismo médico pueden igualar: el entorno ideal para la recuperación postoperatoria. Los pacientes pueden someterse a tratamientos médicos en clínicas y hospitales de primer nivel, para luego disfrutar de una estancia en resorts y hoteles con todas las comodidades, rodeados por la belleza natural del Caribe. Esto permite una recuperación más amena, ya que la tranquilidad del entorno facilita la rehabilitación tanto física como mental.

INFRAESTRUCTURA MÉDICA EN QUINTANA ROO

Principales Hospitales y Clínicas

Quintana Roo cuenta con una amplia gama de hospitales y clínicas que se han especializado en atender a turistas médicos, ofreciendo desde tratamientos estéticos hasta procedimientos quirúrgicos complejos. A continuación, se destacan algunos de los principales hospitales y clínicas en la región:

1. **Hospital Galenia (Cancún):** Es uno de los hospitales más reconocidos en Quintana Roo y cuenta con múltiples certificaciones internacionales, incluyendo la Joint Commission International (JCI), la Consejo de Salubridad General de México y la Accreditation Canada International (ACI). Galenia ofrece una amplia gama de servicios, como cirugía plástica, cardiología, ortopedia, oncología y ginecología. Este hospital también está equipado con tecnología de punta y personal bilingüe, lo que lo convierte en un destino de confianza para turistas médicos.

2. **Amerimed Hospitales (Cancún y Playa del Carmen):** Amerimed se especializa en atender a pacientes internacionales y cuenta con médicos y cirujanos capacitados a nivel mundial. Este hospital ofrece una amplia variedad de servicios médicos, desde emergencias hasta cirugías especializadas, con un enfoque particular en cirugía bariátrica y tratamientos estéticos. Sus instalaciones están preparadas para ofrecer un servicio de calidad comparable a los mejores hospitales en el extranjero.

3. **Hospiten Riviera Maya (Playa del Carmen y Cancún):** Hospiten es un grupo hospitalario con presencia en varios países, y sus

centros en Quintana Roo son referentes en turismo médico. Ofrecen servicios de cirugía estética, medicina general, ortopedia y cirugía digestiva. Hospiten está certificado por ISO 9001 y se esfuerza por mantener altos estándares de calidad y atención al paciente.

4. **Costamed (Cozumel, Playa del Carmen, Tulum):** El grupo médico Costamed ofrece una amplia red de hospitales y clínicas a lo largo de Quintana Roo, brindando servicios de cirugía general, traumatología, ginecología, medicina interna y más. Además, su ubicación estratégica en Cozumel y Tulum permite a los turistas médicos combinar tratamientos con la recuperación en destinos de playa.

5. **Clinica Victoria (Cancún):** Esta clínica se especializa en cirugías plásticas, tratamientos estéticos y odontología. Ofrece atención personalizada y tecnología moderna, con un enfoque en turistas médicos que buscan procedimientos estéticos de alta calidad a precios accesibles.

CERTIFICACIONES Y CALIDAD DE LOS SERVICIOS DE SALUD

Los hospitales y clínicas en Quintana Roo se destacan por cumplir con estándares internacionales de calidad, lo que los posiciona como destinos confiables para los turistas médicos. Algunas de las certificaciones y estándares más comunes incluyen:

1. **Joint Commission International (JCI):** Es uno de los organismos de acreditación más respetados a nivel mundial. Los hospitales que cuentan con esta certificación, como el Hospital Galenia, cumplen con estrictos estándares de seguridad y calidad, garantizando una atención médica segura y de alta calidad.

2. **Consejo de Salubridad General de México:** Esta certificación es otorgada por el gobierno mexicano a hospitales que cumplen con los más altos estándares nacionales de atención médica. Muchos hospitales en Quintana Roo cuentan con esta acreditación, lo que asegura que los pacientes recibirán una atención de calidad en un entorno seguro.

3. **Accreditation Canada International (ACI):** Esta acreditación, presente en hospitales como el Hospital Galenia, garantiza que las instalaciones cumplen con los más altos estándares internacionales en términos de seguridad, manejo clínico y atención al paciente.

4. **ISO 9001:** Muchos hospitales en Quintana Roo, como Hospiten, cuentan con esta certificación, que se enfoca en la calidad en los procesos operativos y de atención médica. Esto asegura que los pacientes reciban servicios estandarizados y eficientes.

Estas certificaciones brindan confianza a los turistas médicos, que pueden estar seguros de recibir tratamientos con altos estándares internacionales, comparables a los de hospitales en Estados Unidos, Canadá y Europa.

PROVEEDORES DE SERVICIOS COMPLEMENTARIOS

Además de los hospitales y clínicas, Quintana Roo cuenta con una sólida red de proveedores de servicios complementarios que facilitan la experiencia del turista médico. Estos incluyen:

1. **Farmacias:** Existen numerosas farmacias en la región, como Farmacias del Ahorro, Farmacias Benavides y Farmacias YZA, que están bien surtidas y ofrecen productos tanto de prescripción como de venta libre. Algunas farmacias trabajan directamente con los hospitales para proporcionar medicamentos postoperatorios a los pacientes.

2. **Servicios de rehabilitación:** Para los pacientes que requieren fisioterapia o rehabilitación después de un procedimiento médico, Quintana Roo ofrece una variedad de clínicas de rehabilitación especializadas. Estas clínicas, como Rehabilita Cancún o Clinica de Rehabilitación Fisiocare en Playa del Carmen, proporcionan atención personalizada y programas de recuperación diseñados para cada paciente.

3. **Alojamiento:** Muchas de las clínicas y hospitales en Quintana Roo tienen acuerdos con hoteles cercanos que ofrecen tarifas especiales para los turistas médicos. Desde resorts de lujo hasta hoteles boutique, los pacientes pueden disfrutar de instalaciones cómodas y tranquilas para recuperarse después de sus tratamientos.

4. **Transporte especializado:** Existen servicios de transporte especializado para pacientes que necesitan ser trasladados entre el aeropuerto, los hospitales y su alojamiento. Empresas como

Cancún Shuttle y Best Day ofrecen vehículos adaptados para el transporte de personas con movilidad reducida, garantizando un traslado cómodo y seguro.

5. **Atención médica a domicilio:** Para aquellos pacientes que prefieren recuperarse en la comodidad de su alojamiento, varias clínicas y hospitales en Quintana Roo ofrecen servicios médicos a domicilio, incluyendo enfermería, control postoperatorio y suministros médicos.

Algunas de las principales opciones son:

1. **VitalHealth Cancún:** Esta empresa ofrece atención médica a domicilio, incluyendo servicios de enfermería, cuidados paliativos, rehabilitación física y suministro de oxígeno. Su equipo de profesionales está altamente capacitado para brindar atención integral a los pacientes en la comodidad de su hogar.

2. **Apu Salud:** Con sede en varias ciudades de Quintana Roo, como Playa del Carmen, Cancún y Tulum, Apu Salud ofrece atención médica a domicilio, consultas médicas, análisis clínicos y tratamiento postoperatorio en casa. También cuentan con servicio de ambulancia y sueroterapia.

3. **Doctor In Playa:** Esta clínica brinda atención médica y enfermería a domicilio en Playa del Carmen, Tulum y Cancún. Ofrecen evaluación médica completa, prescripción de medicamentos y cuidado postoperatorio, lo que los convierte en una excelente opción para turistas médicos o residentes que necesiten cuidados continuos en su hogar.

Estas clínicas y hospitales están preparados para atender una amplia gama de necesidades médicas, proporcionando atención especializada y personalizada directamente en el hogar de los pacientes.

COSTOS Y BENEFICIOS DEL TURISMO MÉDICO

Comparación de Costos: Precios de los Procedimientos en Quintana Roo frente a Otros Países

Uno de los principales atractivos del turismo médico en Quintana Roo es la significativa diferencia en costos de los tratamientos en comparación con países como Estados Unidos, Canadá, y gran parte de Europa. Los pacientes que eligen Quintana Roo pueden acceder a servicios médicos de alta calidad por una fracción del costo que pagarían en sus países de origen, sin comprometer la seguridad ni la eficacia del tratamiento.

Por ejemplo, una cirugía estética en Quintana Roo (como un aumento de senos o una liposucción) puede costar entre $3,000 y $5,000 USD, mientras que en Estados Unidos el mismo procedimiento puede superar los $10,000 USD. Lo mismo ocurre con los tratamientos dentales: un implante dental puede costar alrededor de $1,000 USD en Quintana Roo, mientras que en Estados Unidos su precio puede oscilar entre $3,000 y $5,000 USD por implante.

Incluso procedimientos más complejos, como la cirugía bariátrica (bypass gástrico), tienen costos mucho más accesibles en Quintana Roo, con precios que van desde $6,000 hasta $8,000 USD, en comparación con los $20,000 USD o más que puede costar en otros países. Además, en Quintana Roo, los hospitales y clínicas suelen ofrecer paquetes completos que incluyen la cirugía, la estancia hospitalaria y los cuidados postoperatorios, lo que proporciona una mayor claridad de costos y reduce las sorpresas financieras.

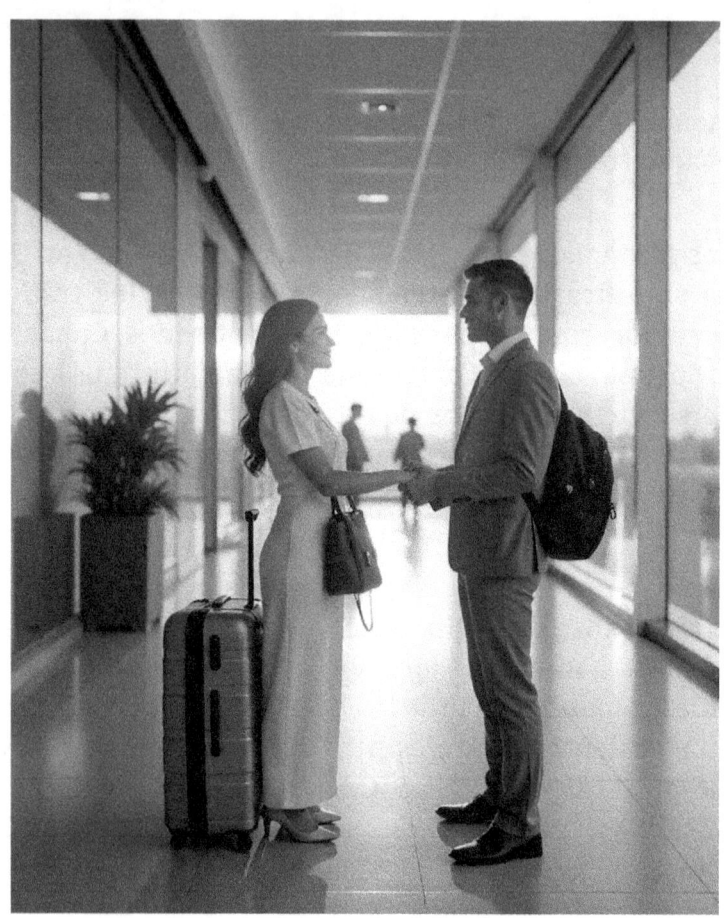

LA PIRÁMIDE DEL TURISMO MÉDICO

En mi experiencia trabajando en el turismo médico, he llegado a una estructura que denomino la Pirámide del Turismo Médico, una representación de los elementos clave y sus relaciones jerárquicas en este sector. Cada nivel en la pirámide es esencial para el funcionamiento exitoso de la industria, ya que todos dependen entre sí para ofrecer una experiencia completa y satisfactoria al paciente.

Cúspide: El Paciente

En la cima de la pirámide se encuentran los pacientes, quienes son el centro de todo el proceso. Estos individuos tienen la necesidad de recibir un tratamiento médico específico, y son quienes cuentan con los recursos económicos para acceder a esos servicios. En el turismo médico, el paciente es la figura más importante porque sus expectativas, necesidades y deseos dictan cómo se organiza y ejecuta todo el sistema. Los pacientes buscan no solo un procedimiento médico de calidad, sino también una experiencia integral que incluya bienestar y recuperación en un entorno cómodo y atractivo.

Segundo Nivel: Agencias Prestadoras de Servicios Turísticos

Justo debajo de los pacientes, encontramos a las agencias turísticas que organizan la experiencia. Estas agencias son responsables de ofrecer una oferta de viajes que cubra no solo los aspectos médicos, sino también los turísticos. Su tarea principal es hacer que el destino sea atractivo y accesible para el paciente, gestionando todos los elementos relacionados con el viaje: vuelos, alojamiento, transporte, y actividades recreativas. El objetivo es que el paciente sienta que su experiencia es cómoda y sin contratiempos.

Tercer Nivel: Concierge o Área de Servicio al Cliente

En este nivel, el concierge desempeña un papel fundamental. Este es el equipo que está en contacto directo con el paciente atreves de las agencias de turismo medico en cada pais, encargándose de coordinar todos los aspectos relacionados con el procedimiento médico. Aquí se gestionan elementos como la cotización del tratamiento, la recepción del paciente, el transporte, el alojamiento, y el control postoperatorio. El concierge no solo coordina los aspectos logísticos, sino que también crea un lazo de confianza con el paciente, lo cual es esencial para generar seguridad y tranquilidad. Esta relación entre el paciente y el concierge permite personalizar los servicios según las necesidades específicas del paciente, ya que un tratamiento como un implante dental o una cirugía estética requiere una planificación detallada que incluya la preparación, ejecución y seguimiento.

Cuarto Nivel: Médicos y Proveedores de Servicios Médicos

Los médicos son los responsables de llevar a cabo los tratamientos. Trabajan en colaboración con el concierge para asegurarse de que cada paciente reciba la atención adecuada, y se basan en la información proporcionada por el intermediario para ajustar los detalles del tratamiento. Los médicos, junto con los hospitales y clínicas que prestan el servicio, son quienes garantizan que el paciente reciba un tratamiento de calidad, en un entorno seguro y profesional. Las instalaciones médicas también juegan un papel importante aquí, ya que deben ofrecer no solo tecnología avanzada, sino también un ambiente adecuado para la recuperación.

Base: El Destino

En la base de la pirámide se encuentra el destino mismo, que con sus atractivos naturales, su infraestructura y su oferta turística es el que cierra el círculo de la experiencia del paciente. El destino debe ser lo suficientemente atractivo para que el paciente se sienta motivado no solo a recibir tratamiento médico, sino también a disfrutar de su entorno durante el proceso de recuperación. El éxito del turismo médico depende, en gran medida, de que el destino ofrezca un valor añadido más allá de los servicios médicos. Quintana Roo, por ejemplo, no solo es conocido por sus hospitales de calidad, sino por sus playas, resorts y actividades que permiten al paciente recuperarse en un entorno relajante y hermoso.

BENEFICIOS ECONÓMICOS PARA EL PACIENTE

El ahorro económico es, sin duda, uno de los mayores beneficios para los pacientes que optan por el turismo médico en Quintana Roo, pero hay otros factores clave que influyen en su decisión:

1. **Ahorros significativos en procedimientos médicos:** Como se mencionó anteriormente, los pacientes pueden ahorrar entre un **40% y un 70%** en comparación con los costos en sus países de origen. Esto es especialmente atractivo para aquellos que necesitan tratamientos médicos urgentes o electivos, pero no pueden pagarlos a los precios de su propio país.

2. **Acceso a tratamientos rápidos:** En países como Estados Unidos o Canadá, los pacientes suelen enfrentar largos tiempos de espera para ciertos procedimientos, especialmente en sistemas de salud pública. En Quintana Roo, los pacientes pueden acceder a tratamientos casi de inmediato, lo que es un gran beneficio, sobre todo en procedimientos que mejoran la calidad de vida, como cirugías ortopédicas, tratamientos dentales o cirugías estéticas.

3. **Calidad del servicio:** Las clínicas y hospitales en Quintana Roo que se especializan en turismo médico cumplen con altos estándares de calidad, y muchos cuentan con certificaciones internacionales, como la Joint Commission International (JCI). Esto asegura que los pacientes reciben atención médica de primera clase, comparable a la que obtendrían en países más desarrollados.

4. **Valor agregado del turismo:** Uno de los mayores atractivos del turismo médico en Quintana Roo es la posibilidad de combinar un tratamiento médico con una experiencia vacacional. Los pacientes pueden disfrutar de las playas, la gastronomía y las

maravillas naturales de la región, lo que hace que la recuperación sea más llevadera y, en muchos casos, incluso placentera. Este valor agregado transforma la experiencia médica en algo más integral, donde el bienestar físico se combina con la tranquilidad mental y emocional que ofrece el entorno.

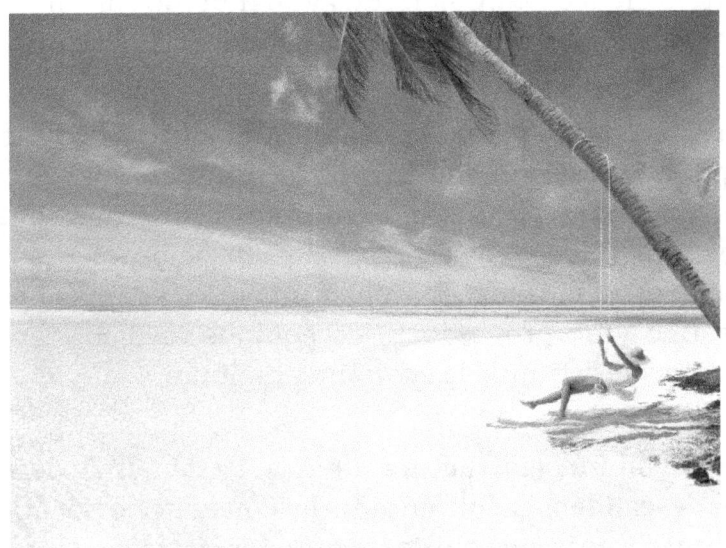

IMPACTO ECONÓMICO EN LA REGIÓN

El turismo médico en Quintana Roo ha tenido un impacto significativo en la economía local, ayudando no solo al desarrollo del sector salud, sino también a otras industrias relacionadas.

1. **Generación de empleo:** El crecimiento del turismo médico ha dado lugar a la creación de empleos en diferentes sectores, desde personal médico especializado (médicos, enfermeras, técnicos, etc.) hasta empleos en el área de servicios, como hoteles, transporte especializado, y rehabilitación. Además, el sector farmacéutico y de proveedores de equipos médicos también se beneficia, lo que estimula la economía regional.

2. **Inversión en infraestructura médica:** La demanda de servicios médicos de calidad ha impulsado la construcción y mejora de hospitales y clínicas, no solo en las grandes ciudades como Cancún y Playa del Carmen, sino también en destinos más pequeños como Tulum y Cozumel. Esta inversión contribuye a elevar los estándares de atención médica para los residentes locales y mejora el acceso a tecnologías de vanguardia.

3. **Desarrollo del sector salud:** El turismo médico ha fomentado una transferencia de conocimientos y tecnologías a la región. Muchos médicos y profesionales de la salud en Quintana Roo se forman en el extranjero y regresan con nuevas técnicas y conocimientos, lo que eleva el nivel de atención en la región. Este crecimiento no solo beneficia a los turistas médicos, sino también a la población local, que tiene acceso a servicios médicos de alta calidad sin necesidad de salir del país.

4. **Diversificación económica:** Quintana Roo ha dependido

históricamente del turismo tradicional, pero el turismo médico ha permitido diversificar la economía. Esto es particularmente importante porque crea una industria menos susceptible a las fluctuaciones estacionales del turismo recreativo. Los turistas médicos, a menudo, viajan durante todo el año, lo que garantiza una fuente de ingresos más constante.

5. **Atracción de pacientes internacionales:** Con el reconocimiento global del turismo médico en Quintana Roo, la región se ha posicionado como un destino confiable y accesible para pacientes internacionales. Esto no solo genera ingresos por los tratamientos médicos en sí, sino también por los servicios turísticos y complementarios que los pacientes y sus acompañantes consumen durante su estancia, desde alojamiento hasta actividades recreativas.

ASPECTOS LEGALES Y ÉTICOS DEL TURISMO MÉDICO

Regulaciones para Extranjeros que Reciben Tratamiento Médico en México

Los pacientes internacionales que buscan recibir tratamiento médico en México, específicamente en Quintana Roo, deben cumplir con una serie de regulaciones para garantizar que su estancia y tratamiento sean legales y seguros. A continuación se detallan algunos de los aspectos más importantes:

1. **Requisitos legales:**

- **Visa de turista:** La mayoría de los pacientes que llegan a México para recibir tratamiento médico lo hacen bajo una visa de turista, que permite una estancia de hasta 180 días. No es necesario obtener una visa médica especial para recibir tratamiento, siempre que el procedimiento pueda realizarse dentro del período permitido por la visa. Sin embargo, es recomendable que el paciente lleve consigo la documentación médica que justifique su estancia.

- **Permisos de estancia extendida:** En caso de que el tratamiento médico o la recuperación requieran una estancia más prolongada, los pacientes pueden solicitar una extensión de su visa de turista ante las autoridades migratorias mexicanas.

2. **Seguros médicos:**

- Muchos pacientes internacionales eligen adquirir seguros médicos de viaje que cubren emergencias médicas y, en algunos casos, ciertos tratamientos médicos electivos. Si bien algunos hospitales en México aceptan seguros internacionales, es importante que el paciente verifique qué procedimientos están cubiertos y si el hospital o clínica en Quintana Roo acepta su póliza.

- Para los procedimientos médicos más costosos, algunas aseguradoras internacionales ofrecen cobertura específica para turismo médico, lo que permite a los pacientes obtener atención en México mientras su seguro cubre parte de los costos. Es importante que el paciente investigue las opciones de seguro antes de su viaje.

3. **Responsabilidad médica:**

- Los hospitales y clínicas en México tienen la obligación de cumplir con las normativas nacionales e internacionales en cuanto a la seguridad y calidad de los procedimientos médicos. Los pacientes deben asegurarse de que los hospitales y médicos que eligen estén acreditados por organismos como la Joint Commission International (JCI) o el Consejo de Salubridad General de México, para garantizar que sus derechos y la calidad de su tratamiento sean respetados.

DERECHOS DEL PACIENTE

Los pacientes internacionales que reciben tratamiento médico en México tienen una serie de derechos y responsabilidades que deben conocer para garantizar una experiencia médica segura y justa. Entre estos derechos se encuentran:

1. **Derecho a una atención de calidad:**

Los pacientes tienen derecho a recibir atención médica que cumpla con los estándares nacionales e internacionales de calidad y seguridad. Los hospitales y clínicas deben contar con los equipos y personal adecuado para realizar los procedimientos de manera segura.

2. **Derecho a la información clara y detallada:**

Los pacientes tienen derecho a recibir toda la información necesaria sobre su diagnóstico, las opciones de tratamiento, los costos asociados y los riesgos potenciales antes de someterse a cualquier procedimiento. Es responsabilidad de los médicos proporcionar esta información de manera comprensible para que el paciente pueda tomar decisiones informadas.

3. **Derecho a la confidencialidad:**

Los pacientes internacionales tienen derecho a que su información médica sea tratada con confidencialidad y respeto. Las clínicas y hospitales deben garantizar la privacidad de los datos médicos del paciente en todo momento, cumpliendo con las normativas de protección de datos tanto nacionales como internacionales.

4. **Derecho a la atención continua:**

Aunque muchos pacientes internacionales regresan a sus países de origen después de recibir tratamiento, tienen derecho a recibir un seguimiento adecuado y a ser informados sobre cómo proceder en caso de complicaciones postoperatorias. Los hospitales y clínicas en Quintana Roo deben proporcionar un plan de atención postoperatoria, ya sea en persona o de manera remota.

5. Responsabilidades del paciente:

Además de sus derechos, los pacientes también tienen la responsabilidad de proporcionar información médica precisa, seguir las instrucciones médicas y cumplir con los pagos acordados por los servicios médicos.

CONSIDERACIONES ÉTICAS

El turismo médico plantea una serie de desafíos éticos que deben ser abordados tanto por los pacientes como por los proveedores de atención médica. Algunas de las principales consideraciones éticas incluyen:

1. **Calidad del seguimiento postoperatorio:**

Uno de los problemas más comunes en el turismo médico es la falta de un seguimiento postoperatorio adecuado. Los pacientes a menudo regresan a sus países de origen después del procedimiento, lo que puede dificultar la continuidad del cuidado médico si surgen complicaciones. Es fundamental que los hospitales y clínicas ofrezcan un plan de seguimiento a distancia o establezcan conexiones con médicos en el país de origen del paciente para asegurar que la atención no se interrumpa.

2. **Transparencia en los costos:**

Aunque el ahorro económico es uno de los principales atractivos del turismo médico, es importante que los pacientes reciban un desglose claro de los costos asociados antes de someterse a cualquier procedimiento. En algunos casos, los costos adicionales (como medicamentos, anestesia o cuidados postoperatorios) pueden no estar incluidos en el paquete original, lo que puede llevar a problemas éticos relacionados con la transparencia.

3. **Equidad en el acceso a la atención médica local:**

El turismo médico puede generar un dilema ético si la atención prioritaria a los pacientes internacionales afecta la disponibilidad de recursos para los residentes locales. Es fundamental que los hospitales y clínicas equilibren la atención a los turistas médicos con las necesidades de la población local, asegurando que el crecimiento del turismo médico no provoque una escasez de atención médica para los residentes.

4. Consentimiento informado y barreras del idioma:

Un aspecto ético crucial es asegurar que los pacientes comprendan completamente los procedimientos a los que se someterán. Las barreras del idioma pueden complicar el proceso de consentimiento informado, lo que aumenta el riesgo de malentendidos. Es responsabilidad de los proveedores médicos garantizar que la información sobre los procedimientos, riesgos y expectativas sea clara y esté disponible en el idioma del paciente.

5. Desigualdades globales en salud:

El turismo médico también plantea cuestiones sobre las desigualdades en el acceso a la atención médica. Mientras que los pacientes de países desarrollados pueden permitirse viajar para recibir tratamientos a menor costo, muchos pacientes locales en destinos de turismo médico pueden no tener acceso a la misma calidad de atención debido a las diferencias económicas. Este fenómeno puede aumentar las brechas en el acceso a la salud dentro de la propia región.

CASOS DE ÉXITO EN QUINTANA ROO

Testimonios de Pacientes Internacionales

Los testimonios de pacientes internacionales son una pieza clave para demostrar la efectividad y confiabilidad del turismo médico en Quintana Roo. A través de sus historias, se pueden destacar los beneficios y la calidad de la atención que ofrecen las clínicas y hospitales de la región. Aquí algunos ejemplos:

1. Lisa (Estados Unidos) - Cirugía Estética en Cancún

Lisa, una paciente de 45 años de Texas, decidió viajar a Cancún para someterse a una liposucción y abdominoplastia. En Estados Unidos, el costo del procedimiento era inasequible para ella, pero en Cancún encontró una clínica con excelentes referencias que ofrecía el paquete completo por menos de la mitad del precio. Lisa cuenta que, desde el primer contacto, la clínica le brindó atención personalizada, resolviendo todas sus dudas y asegurándole un servicio de alta calidad. Tras el procedimiento, su recuperación en un resort frente al mar hizo que la experiencia fuera aún más positiva. "No solo obtuve los resultados que quería, sino que también disfruté de mis vacaciones", dice Lisa.

2. Michael (Canadá) - Implantes Dentales en Cozumel

Michael, un residente de Toronto, viajó a Playa del Carmen para un procedimiento de implantes dentales. En Canadá, los costos eran demasiado elevados y las listas de espera largas, por lo que buscó opciones en México. Tras investigar, eligió una clínica en Playa del Carmen especializada en turismo dental. Michael afirma que no solo recibió un trato profesional, sino que los resultados superaron sus expectativas. El costo del tratamiento fue un tercio del precio que hubiera pagado en Canadá, y la clínica lo ayudó a coordinar su estancia y transporte. "Mi sonrisa ha cambiado, y todo el proceso fue increíblemente fácil y mucho más económico", relata.

3. Sarah y John (Reino Unido) - Tratamiento de Fertilidad en Cancun

Sarah y John, una pareja de Londres, viajaron a Cozumel para someterse a un tratamiento de fertilización in vitro (FIV). Después de varios intentos fallidos en el Reino Unido, decidieron buscar opciones en Quintana Roo por las recomendaciones y los costos más accesibles. La clínica que eligieron ofrecía atención especializada y un ambiente relajante, lo que contribuyó al éxito del tratamiento. Al poco tiempo de volver a casa, recibieron la noticia de que Sarah estaba embarazada. "No solo encontramos profesionales de primer nivel, sino también un lugar que nos brindó tranquilidad y esperanza en un momento crucial de nuestras vidas", comenta la pareja.

Aquí les adjunto un link con videos de casos de éxito de estas y mas personas en Q, Roo.

https://youtu.be/THIxuiUAszs?si=mE8V4zPyubCUcAEz

ESTUDIOS DE CASO DE CLÍNICAS Y HOSPITALES

Los hospitales y clínicas en Quintana Roo han sido reconocidos por su excelencia en el turismo médico, con numerosos casos de éxito que destacan la calidad de sus servicios. A continuación, algunos ejemplos de clínicas y hospitales que han dejado una marca significativa en este sector:

1. **Hospital Galenia (Cancún)**

El Hospital Galenia, con sus certificaciones internacionales (como la Joint Commission International), es un referente en el turismo médico en México. Galenia ha sido reconocido por su excelencia en cirugía estética, ortopedia, tratamientos cardiológicos y medicina general. En 2020, el hospital atendió a más de 3,000 pacientes internacionales, provenientes de Estados Unidos, Canadá, Europa y América Latina. El caso de éxito más destacado del hospital fue un programa integral de cirugía bariátrica, donde el 90% de los pacientes lograron perder el peso necesario para mejorar significativamente su salud. Los pacientes que han pasado por Galenia resaltan la atención personalizada y el alto nivel de los médicos y el equipo de soporte.

2. **Hospiten Riviera Maya (Playa del Carmen)**

El grupo Hospiten, con presencia en Playa del Carmen y Cancún, ha sido reconocido por sus servicios en medicina general, cirugía estética y cirugía ortopédica. En 2021, Hospiten fue galardonado por el Consejo de Salubridad General de México por sus innovaciones en la atención de pacientes internacionales. Un caso destacado de éxito incluye la recuperación de un paciente de 67 años que se sometió a una cirugía de reemplazo de cadera. El paciente, originario de Nueva York, pudo caminar sin dolor solo cuatro semanas después de la operación. Hospiten no solo se encargó de la operación y la recuperación, sino que también coordinó el transporte y el alojamiento del paciente y su familia.

3. Costamed (Cozumel y Playa del Carmen)

Costamed es otro referente en el turismo médico en Quintana Roo. Ofrecen una amplia gama de servicios, desde cirugías dentales hasta tratamientos cardíacos. Un caso de éxito significativo en Costamed fue el de una paciente canadiense que llegó a Cozumel para recibir tratamiento de reconstrucción dental completa. El procedimiento, que incluyó implantes y coronas, fue ejecutado en dos fases con atención personalizada a lo largo del tratamiento. La paciente elogió la rapidez y eficiencia de Costamed, y mencionó que el costo fue una fracción del precio que hubiera pagado en Canadá. Además, la clínica le brindó apoyo continuo durante su recuperación, incluso después de haber regresado a su país.

4. Amerimed Hospital (Cancún y Playa del Carmen)

Amerimed es reconocido por ser un centro de excelencia en el tratamiento de cirugías bariátricas y cirugías plásticas. Un caso notable fue el de un paciente estadounidense que se sometió a un bypass gástrico en Cancún. El paciente, que sufría de obesidad mórbida, logró perder más de 60 kilogramos en el primer año postoperatorio. Gracias a la experiencia de los cirujanos de Amerimed y el plan postoperatorio que recibió, el paciente pudo mejorar significativamente su salud. El paciente comentó: "Amerimed no solo me dio una nueva vida, sino también el apoyo necesario para continuar con mi recuperación una vez regresé a casa".

TURISMO Y RECUPERACIÓN

El Rol del Turismo en la Recuperación del Paciente

El entorno y las actividades turísticas juegan un papel crucial en el proceso de recuperación de los pacientes que optan por el turismo médico en Quintana Roo. La combinación de un clima cálido, paisajes naturales impresionantes y un ambiente relajante no solo contribuye a mejorar el bienestar físico, sino también a la recuperación emocional y mental de los pacientes.

1. **Ambiente relajante y de baja presión:** Los pacientes que se recuperan en Quintana Roo pueden aprovechar un entorno tranquilo, alejado del estrés y las presiones diarias, lo que es fundamental para una recuperación exitosa. Estar rodeado de paisajes paradisíacos como playas de arena blanca y aguas cristalinas contribuye a un ambiente relajante, lo que reduce el estrés y promueve una mejor cicatrización.

2. **Beneficios psicológicos del turismo:** Después de un procedimiento médico, el bienestar emocional es tan importante como la recuperación física. Los estudios han demostrado que los entornos tranquilos y la exposición a la naturaleza pueden mejorar el estado de ánimo y acelerar el proceso de recuperación. Actividades ligeras como caminar por la playa, disfrutar del mar o participar en un tratamiento de spa contribuyen a una recuperación más rápida y placentera.

3. **Apoyo integral de hospitales y clínicas:** Muchas clínicas en Quintana Roo trabajan en colaboración con hoteles y resorts para asegurar que el entorno donde se recuperan los pacientes esté diseñado para su comodidad. Estas instalaciones ofrecen

servicios como menús diseñados para pacientes en recuperación, acceso a profesionales de la salud para revisiones postoperatorias y espacios tranquilos donde los pacientes pueden descansar sin interrupciones.

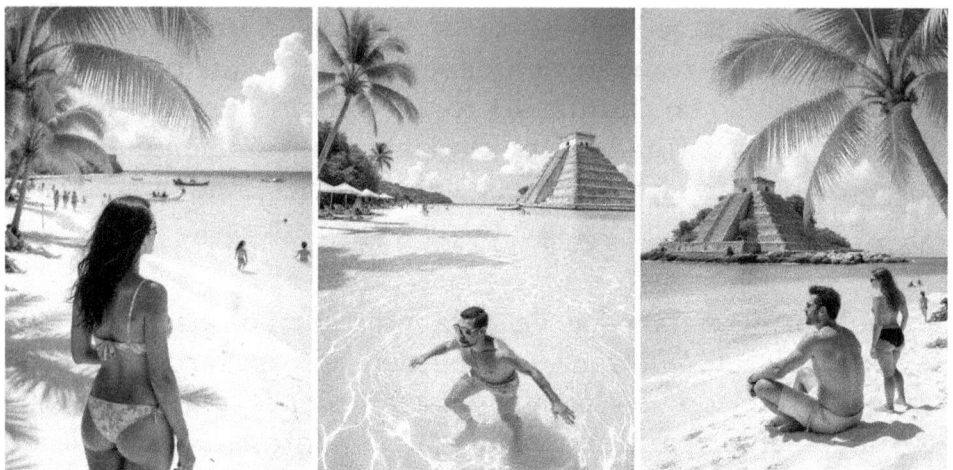

PROPUESTAS DE ACTIVIDADES POSTOPERATORIAS

Uno de los grandes atractivos de Quintana Roo es que los pacientes pueden disfrutar de actividades turísticas adaptadas a sus necesidades postoperatorias. A continuación, se sugieren algunas actividades que son ideales para aquellos que están en proceso de recuperación y buscan combinar relajación con la belleza natural de la región.

1. **Playas tranquilas para el descanso**

   - Playa Norte en Isla Mujeres: Con sus aguas tranquilas y poco profundas, esta playa es perfecta para los pacientes que buscan relajarse sin grandes esfuerzos físicos. Los pacientes pueden disfrutar de caminar por la orilla, tomar el sol o simplemente descansar en la sombra.

   - Playa Xpu-Ha (Riviera Maya): Es una playa serena, lejos de las grandes multitudes, ideal para pacientes que buscan paz y tranquilidad durante su recuperación. Aquí, los pacientes pueden disfrutar de vistas espectaculares y respirar aire fresco mientras descansan.

2. **Visita a Cenotes de Bajo Esfuerzo**

   - Cenote Dos Ojos (Tulum): Para aquellos pacientes que pueden caminar distancias cortas, una visita a un cenote puede ser una actividad relajante. El Cenote Dos Ojos ofrece una experiencia calmada donde los pacientes pueden refrescarse en aguas cristalinas o simplemente disfrutar del paisaje.

   - Gran Cenote (Tulum): Este cenote también es ideal para aquellos en proceso de recuperación, ya que ofrece accesos fáciles y zonas donde los pacientes pueden relajarse mientras disfrutan del entorno natural.

3. Tratamientos de Spa y Bienestar

- Baños de vapor y masajes: Los spas en Quintana Roo están diseñados para pacientes que buscan relajarse y recuperar energías. Los tratamientos suaves, como los masajes relajantes y los baños de vapor, son una excelente opción para aquellos en proceso de recuperación. Muchos resorts en Cancún y Playa del Carmen ofrecen paquetes especiales de spa para turistas médicos.

- Temazcal en Tulum: El temazcal, una sauna tradicional mexicana, puede ser una opción para los pacientes que buscan una experiencia de curación holística. Sin embargo, es recomendable consultar con un médico antes de participar, ya que puede no ser adecuado para pacientes que han tenido cirugías recientes.

4. Tours culturales de baja intensidad

- Ruinas de Tulum: Para los pacientes que se sienten lo suficientemente bien como para caminar, un recorrido por las ruinas de Tulum puede ser una actividad cultural ligera y sin mucho esfuerzo físico. Las ruinas están cerca del mar, lo que permite combinar la historia con la relajación en la playa.

- Museo Subacuático de Arte (MUSA): Para aquellos pacientes en una etapa más avanzada de su recuperación, el Museo Subacuático de Arte es una opción fascinante. Si no pueden bucear o hacer snorkel, pueden disfrutar de las instalaciones del museo en tierra firme, apreciando la belleza del arte marino.

5. Actividades acuáticas suaves

- Paseos en bote: Los paseos en bote en las aguas tranquilas del Caribe son una excelente manera para que los pacientes se relajen sin ningún esfuerzo físico. Empresas en Cancún, Cozumel y Playa del Carmen ofrecen tours de observación de vida marina y paseos al atardecer, donde los pacientes pueden disfrutar de la belleza natural de Quintana Roo mientras se recuperan.

- Snorkeling en aguas tranquilas: Para los pacientes que están en una fase avanzada de recuperación, el snorkeling en aguas tranquilas y poco profundas, como las que se encuentran en la Laguna de Bacalar, puede ser una opción segura y relajante para disfrutar del mar sin esfuerzo excesivo.

DESAFÍOS Y OPORTUNIDADES DEL TURISMO MÉDICO EN QUINTANA ROO

Retos Actuales

Aunque Quintana Roo se ha posicionado como un destino atractivo para el turismo médico, aún enfrenta una serie de retos que deben ser superados para consolidar su liderazgo en este sector. Algunos de los principales desafíos incluyen:

1. **Infraestructura médica en zonas menos desarrolladas**

- Mientras que las principales ciudades como Cancún, Playa del Carmen y Cozumel cuentan con clínicas y hospitales bien equipados, las áreas rurales y ciudades más pequeñas aún carecen de infraestructura médica adecuada para atender a turistas internacionales. El desarrollo de centros médicos en zonas menos turísticas permitiría descentralizar el turismo médico y expandir sus beneficios a otras áreas del estado.

2. **Desafíos en la regulación del turismo médico**

- Aunque muchos hospitales y clínicas en Quintana Roo cumplen con los estándares internacionales, es crucial mejorar la regulación en el sector. Establecer regulaciones claras y homogéneas en cuanto a la calidad de los servicios, acreditación de los profesionales médicos y transparencia en los costos es vital para garantizar la confianza de los pacientes internacionales.

- Además, es necesario un sistema más eficiente para la resolución de quejas y reclamaciones por parte de pacientes internacionales, para asegurar que, en caso de una complicación o insatisfacción con el tratamiento, se puedan resolver los problemas de manera rápida y justa.

3. Competencia con otros destinos internacionales

- Quintana Roo compite con destinos de turismo médico consolidados como Tailandia, Turquía e India, que son conocidos por sus precios bajos y la alta calidad de sus servicios médicos. Estos destinos han invertido mucho en la promoción de sus servicios médicos a nivel global, lo que representa un desafío para Quintana Roo a la hora de atraer a pacientes internacionales, especialmente de Estados Unidos y Canadá, que son sus principales mercados.

- Además, otros estados de México, como Baja California y Jalisco, también compiten en el turismo médico, ofreciendo una mayor proximidad geográfica y servicios comparables en cuanto a calidad y precio.

4. Capacitación continua de profesionales

- Aunque muchos médicos y cirujanos en Quintana Roo tienen formación internacional, es fundamental asegurar que la capacitación continua sea una prioridad para mantenerse al día con los últimos avances médicos. La competencia global exige que los profesionales estén a la vanguardia en técnicas quirúrgicas y tratamientos médicos innovadores, lo cual no solo mejora la calidad de los servicios sino que también refuerza la reputación de Quintana Roo como un destino médico de confianza.

5. Atención postoperatoria y continuidad del cuidado

- Uno de los mayores retos del turismo médico es la falta de seguimiento después de que los pacientes regresan a sus países de origen. La ausencia de un plan de atención postoperatoria efectivo puede generar problemas en caso de complicaciones tras los tratamientos. Establecer redes con médicos locales en los países de origen de los pacientes o mejorar los sistemas de atención a distancia es crucial para garantizar la continuidad del cuidado médico.

OPORTUNIDADES DE CRECIMIENTO

A pesar de los desafíos, Quintana Roo tiene numerosas oportunidades para fortalecer su posición como destino líder en el turismo médico. A continuación, se destacan algunas áreas con un gran potencial de crecimiento:

1. **Innovaciones tecnológicas en la atención médica**

- Las nuevas tecnologías están transformando el turismo médico a nivel global, y Quintana Roo puede capitalizar esta tendencia. La incorporación de telemedicina permitirá a los pacientes recibir asesoramiento previo y seguimiento postoperatorio a distancia, facilitando la continuidad del tratamiento sin importar la distancia. Esto es particularmente importante en el turismo médico, ya que los pacientes suelen regresar a sus países de origen después del procedimiento.

- La adopción de tecnologías mínimamente invasivas y robotización en cirugías también puede posicionar a los hospitales en Quintana Roo como líderes en procedimientos avanzados, atrayendo a pacientes que buscan tratamientos innovadores.

2. **Expansión de servicios médicos especializado**s

- Actualmente, la mayoría de los pacientes internacionales que viajan a Quintana Roo lo hacen para recibir tratamientos dentales, estéticos y cirugías bariátricas. Sin embargo, existe una gran oportunidad para expandir la oferta de servicios médicos especializados, como los tratamientos oncológicos, la cirugía cardiovascular y los tratamientos de fertilidad. Al diversificar la oferta médica, Quintana Roo puede atraer a una gama más amplia de pacientes, incluidos aquellos que buscan procedimientos más complejos y especializados.

- Además, las clínicas de bienestar y salud holística pueden crecer significativamente en la región. La demanda global de tratamientos alternativos y terapias de bienestar sigue en aumento, y Quintana Roo, con su ambiente relajante y conexión con la naturaleza, es un lugar ideal para capitalizar esta tendencia.

3. Mercados emergentes en turismo médico

- Aunque Estados Unidos y Canadá siguen siendo los principales mercados para el turismo médico en Quintana Roo, existen oportunidades para atraer pacientes de Europa, América Latina y el Medio Oriente. La promoción de los servicios médicos de Quintana Roo en estos mercados emergentes puede aumentar la afluencia de pacientes y diversificar las fuentes de ingresos.

- Además, el aumento del turismo médico para jubilados es una tendencia a tener en cuenta. Muchas personas de la tercera edad buscan atención médica de calidad a precios asequibles, y Quintana Roo, con su clima cálido y accesibilidad, es un destino ideal para quienes buscan tratamientos continuos de salud o procedimientos quirúrgicos de bajo riesgo.

4. Colaboraciones público-privadas

- El turismo médico puede beneficiarse de alianzas estratégicas entre el gobierno de Quintana Roo y el sector privado. Estas colaboraciones pueden ayudar a mejorar la infraestructura, ofrecer incentivos fiscales para clínicas que inviertan en tecnología médica y fomentar la promoción internacional del destino. Además, el gobierno puede jugar un papel clave en garantizar la regulación y el cumplimiento de los estándares de calidad y seguridad en los servicios médicos ofrecidos.

5. Promoción internacional

- Invertir en la promoción internacional del turismo médico en

Quintana Roo es crucial para atraer a más pacientes. Las ferias internacionales de salud, el marketing digital dirigido a mercados clave y la colaboración con agencias de turismo médico en el extranjero son formas efectivas de aumentar la visibilidad global de Quintana Roo como destino médico de primer nivel.

CONCLUSIONES Y RECOMENDACIONES

Resumen de los Principales Beneficios

A lo largo de los últimos años, Quintana Roo ha logrado consolidarse como un destino clave para el turismo médico en México y a nivel internacional. Este éxito se debe a una combinación de factores que han permitido a la región aprovechar sus recursos turísticos y médicos para atraer a pacientes de todo el mundo. Los principales beneficios que han contribuido a esta consolidación incluyen:

1. **Ahorro significativo en costos médicos:** Los pacientes internacionales eligen Quintana Roo principalmente por el considerable ahorro en procedimientos médicos y dentales, en comparación con los precios en sus países de origen, especialmente en Estados Unidos y Canadá. Los precios de cirugías estéticas, dentales y bariátricas son significativamente más bajos, sin comprometer la calidad del servicio.

2. **Calidad de la atención médica:** Los hospitales y clínicas de Quintana Roo han alcanzado altos estándares de calidad, gracias a certificaciones internacionales como la Joint Commission International (JCI) y al compromiso de los profesionales médicos de ofrecer atención de primer nivel. Los pacientes reciben tratamientos en instalaciones modernas, con tecnología de vanguardia y profesionales con experiencia y formación internacional.

3. **Infraestructura turística y bienestar:** Quintana Roo no solo ofrece atención médica de alta calidad, sino también la posibilidad de recuperarse en un entorno idílico. Las playas, cenotes y resorts

de lujo proporcionan un ambiente relajante para la recuperación postoperatoria, lo que mejora tanto el estado físico como mental de los pacientes. La combinación de turismo y medicina crea un valor agregado que diferencia a Quintana Roo de otros destinos médicos.

4. **Accesibilidad geográfica:** La proximidad de Quintana Roo a Estados Unidos y Canadá, junto con la excelente conectividad aérea, facilita la llegada de pacientes internacionales. Los aeropuertos internacionales en Cancún, Cozumel y Tulum ofrecen vuelos directos desde muchas ciudades importantes, lo que hace que el proceso de viajar para recibir tratamiento sea rápido y conveniente.

5. **Variedad de servicios médicos:** Desde tratamientos estéticos hasta cirugías complejas y medicina holística, Quintana Roo ofrece una amplia gama de opciones para los turistas médicos. Esto le permite atender a un espectro diverso de pacientes con diferentes necesidades de salud, lo que convierte a la región en un destino versátil para el turismo médico.

En mi experiencia personal, siempre recomendaré que los pacientes evalúen **costos y beneficios** antes de tomar una decisión sobre su tratamiento médico en el extranjero. El tipo de procedimiento que buscan influirá directamente en el costo, por lo que es crucial analizar si el ahorro económico en comparación con su país de origen realmente justifica el viaje.

Uno de los pasos más importantes es **buscar reseñas de pacientes anteriores**. Hoy en día, la mayoría de los hospitales y clínicas permiten a los pacientes dejar comentarios en línea sobre su experiencia. Estas reseñas son una excelente fuente de información para entender la calidad del servicio y la satisfacción de otros pacientes.

Además, recomiendo **verificar las acreditaciones de los hospitales y clínicas**. Certificaciones internacionales como la **Joint Commission International (JCI)** garantizan que las instalaciones cumplen con los estándares de calidad y seguridad necesarios. Las acreditaciones son una señal de confianza que los pacientes deben priorizar antes de elegir dónde recibir su tratamiento.

Finalmente, es fundamental recordar que en las **ciudades turísticas** populares, como **Cancún** o **Playa del Carmen**, existen servicios de **concierge particulares** que los pacientes pueden contratar. Estos profesionales se especializan en gestionar todos los aspectos logísticos y médicos del viaje, asegurándose de que los pacientes tengan una experiencia lo más fluida y relajada posible.

Este enfoque integral de planificación ayuda a garantizar que el viaje médico sea exitoso y libre de sorpresas.

RECOMENDACIONES PARA EL FUTURO DEL TURISMO MÉDICO EN QUINTANA ROO

Para garantizar el crecimiento continuo y sostenible del turismo médico en Quintana Roo, es fundamental adoptar una serie de estrategias que refuercen los aspectos clave del sector y aborden los desafíos actuales. A continuación, se sugieren algunas recomendaciones para mejorar la oferta médica y atraer a más pacientes internacionales:

1. **Fortalecer la infraestructura médica en áreas rurales y emergentes**

Si bien Cancún y Playa del Carmen son los principales centros de turismo médico, es importante desarrollar la infraestructura en ciudades emergentes como Tulum y Chetumal. Esto ayudaría a distribuir los beneficios económicos y ofrecer más opciones para los pacientes que buscan tratamientos en entornos más tranquilos y menos turísticos.

2. **Establecer un marco regulatorio sólido**

Mejorar la regulación del turismo médico es clave para garantizar que todas las clínicas y hospitales mantengan altos estándares de calidad. Un sistema de acreditación más riguroso y la transparencia en los precios son fundamentales para asegurar que los pacientes internacionales puedan confiar plenamente en los servicios que reciben. Además, es crucial implementar medidas claras para proteger los derechos de los pacientes y garantizar su seguridad.

3. **Mejorar la atención postoperatoria y la continuidad del cuidado**

Uno de los mayores desafíos en el turismo médico es el seguimiento postoperatorio. Quintana Roo puede diferenciarse de otros destinos médicos al establecer redes internacionales de médicos en los países de origen de los pacientes o al implementar programas de **telemedicina** que aseguren una atención continua, incluso después de que el paciente regrese a su hogar. Esto no solo mejorará la satisfacción del paciente, sino que también consolidará la reputación de Quintana Roo como un destino médico responsable.

4. Fomentar la capacitación continua de los profesionales médicos

Asegurar que los médicos y el personal de salud estén capacitados en los últimos avances médicos y tecnológicos es crucial para mantener la competitividad de Quintana Roo a nivel global. Ofrecer programas de educación continua y oportunidades para que los profesionales asistan a conferencias y formaciones internacionales garantizará que el nivel de atención médica siga siendo de primer nivel.

5. Expandir la oferta de servicios médicos especializados

Aunque Quintana Roo ya es conocido por sus procedimientos dentales y estéticos, existe un gran potencial para expandir la oferta de servicios médicos especializados, como cirugía cardíaca, tratamientos oncológicos, y medicina reproductiva. Atraer especialistas en estas áreas y crear centros médicos especializados permitirá a Quintana Roo posicionarse como un destino integral para todo tipo de tratamientos.

6. Desarrollar alianzas público-privadas

Colaborar con el gobierno local, organizaciones de turismo y hospitales para crear alianzas estratégicas puede impulsar el desarrollo del turismo médico. Esto incluiría campañas de marketing internacional, incentivos fiscales para las inversiones en infraestructura médica, y programas para atraer a pacientes de mercados emergentes, como América Latina, Europa, y el Medio Oriente.

7. Promover el bienestar y los servicios de recuperación

Además de los tratamientos médicos, Quintana Roo puede seguir capitalizando el creciente interés global en el bienestar. Invertir en clínicas que ofrezcan medicina alternativa, terapias holísticas, y tratamientos preventivos será crucial para atraer a una nueva generación de turistas médicos que buscan mejorar su calidad de vida de manera integral. Asimismo, promover paquetes de recuperación que incluyan alojamiento, tratamientos de spa y actividades turísticas hará que la experiencia sea más atractiva.

8. Invertir en la promoción internacional del turismo médico

Quintana Roo debe continuar posicionándose como un destino de primer nivel en turismo médico a través de campañas de promoción internacional, participación en ferias médicas globales, y colaboraciones con agencias especializadas en turismo médico. El marketing digital dirigido a pacientes internacionales y la promoción en mercados estratégicos como Estados Unidos, Canadá y Europa son fundamentales para atraer a más turistas médicos.

APÉNDICES

Guía de Servicios Médicos y Contactos

Este apéndice proporcionará un directorio completo de los hospitales, clínicas y médicos especializados en turismo médico en Quintana Roo, así como servicios complementarios como farmacias, rehabilitación, y transporte médico especializado.

Hospital Galenia (Cancún)

Servicios: Cirugía estética, bariátrica, ortopedia, cardiología, medicina general.

Contacto: +52 998 891 5200 | www.hospitalgalenia.com](http://www.hospitalgalenia.com)

Certificaciones: Joint Commission International (JCI), Consejo de Salubridad General de México.

Hospiten Riviera Maya (Playa del Carmen)

Servicios: Cirugía ortopédica, estética, medicina general, atención de emergencias.

Contacto: +52 984 803 1002 | www.hospiten.com

Certificaciones: ISO 9001.

Amerimed Hospitales (Cancún y Playa del Carmen)

Servicios: Cirugía bariátrica, estética, ortopedia, traumatología.

Contacto: +52 998 881 3400 | www.amerimedcancun.com]

(http://www.amerimedcancun.com)

Costamed (Cozumel, Playa del Carmen, Tulum)

Servicios: Cirugía dental, medicina general, oncología, medicina de urgencias.

Contacto: +52 987 872 9400 | www.costamed.com.mx](http://www.costamed.com.mx)

Clínicas dentales recomendadas:

Smile Care Dental Clinic (Cancún)

Servicios: Implantes dentales, blanqueamiento, carillas.

Contacto: +52 998 267 1234 | www.smilecare.com.mx](http://www.smilecare.com.mx)

Dental Play (Playa del Carmen)

Servicios: Ortodoncia, implantes, endodoncias.

Contacto: +52 984 803 3500 | www.dentalplay.com.mx](http://www.dentalplay.com.mx)

Este directorio será útil para los pacientes que buscan opciones de servicios médicos y contactos confiables antes de viajar a Quintana Roo.

Asociaciones:

1. Consejo Mexicano para el Turismo Médico (CMTM): Esta organización trabaja para promover y desarrollar el turismo médico en México, conectando a hospitales, clínicas, agencias de viajes y otros actores en el

ecosistema del turismo médico. El CMTM juega un papel clave en la creación de alianzas estratégicas para potenciar la capacidad del país como destino de turismo médico

2. Clúster Médico Jalisco: Agrupa a hospitales, clínicas y profesionales médicos del estado de Jalisco, uno de los principales destinos de turismo médico en México, con un enfoque en servicios de alta calidad y estándares internacionales

3. Medical Tourism Association (MTA): Aunque es una organización global, la MTA colabora estrechamente con actores en México para promover destinos y garantizar la calidad de los servicios médicos ofrecidos a turistas internacionales

Personas Clave:

1. Carlos Arceo: Presidente del Consejo Mexicano para el Turismo Médico y una figura clave en la promoción del turismo médico en México. Ha liderado numerosos congresos y eventos internacionales que destacan a México como un destino de salud destacado
2. Dr. Jorge Cortés: Especialista en cirugía bariátrica en

Hospital Galenia en Cancún, es una figura clave en el turismo médico de la región, atrayendo a pacientes internacionales por sus tratamientos especializados

3. Miguel Torruco Marqués: Actual Secretario de Turismo del Gobierno de México, ha trabajado activamente en el fortalecimiento del turismo médico como una de las áreas de mayor crecimiento en el sector turístico del país.

Estas asociaciones y personas están involucradas directamente en el crecimiento y la promoción del turismo médico en México, conectando al país con pacientes internacionales y facilitando la prestación de servicios médicos de alta calidad.

DIRECTORIO DE PROVEEDORES Y SERVICIOS RELACIONADOS CON TURISMO MÉDICO EN QUINTANA ROO

Este directorio contiene una lista de proveedores de servicios turísticos y recreativos en la región de Quintana Roo y áreas cercanas, útiles para complementar la experiencia de los pacientes que visitan la región por turismo médico. Estos servicios pueden ser recomendados para los acompañantes de los pacientes o para el propio paciente durante su recuperación.

Proveedor	Servicio	Teléfonos	Teléfono Fax	Contacto
ALASKA MONTAIN G	Climbing	8730104 / 019981123024	8690177	
ALLTOURNATIVE	Excursiones	018004662848 / 984 8039451-59		
AQUA ADVENTURE PESCA	Pesca Charteadas	449878760866	N/A	
AQUA SAFARI	Snorkel	8720101	8723101	N/A
AQUA SAFARI PLG	Snorkel	8723362	8722422	Javier
ATLANTIS	Submarino	8725671-8725672	8723454	David
AVENTURAS COZUMEL	Speed Boats	8721935 / 9878739375		
CABALLITO DEL CARIBE	Snorkel & GB Boat	8721449	8721449	
CARIBEAN TOURS	Exc. Chichen Avión	8724318	8724016	
CARLOS N CH / Sr Frogs	Open Bar	86 91650	987 103 5801	
CLUB DE GOLF	Golf	8729570	8729590	N/A
DIVE AVENTURAS	Buceo	8735031 / 8735129	984 876 2739	
DOLPHIN DIS.P.AVENTURAS	Nado con Delfines	18007138862	9871133794 / 8690322	N/A
DOLPHIN DISCOVERY	Delfines	8725645 EXT. 2-8690307	8690314	
DRESSEL DIVERS	Buceo	8722900 EXT 1707	N/A	Héctor
EXPLORA CARIBE	Snorkel	2 6579	869 1145 EXT 114	N/A
FUN QUEST	Snorkel & GB Boat	8724544	8726317	Adalbert
FURY DE MEXICO	Snorkel	8725145 / 8727478	8725145	N/A

GABRIEL DE LA TORRE M.

| ISLA PASIÓN	| Isla Pasión	| 87 2 69 41-AL 44	| N/A	| Nacho Luna	|
| JEEP TOUR PANTERA	| Cozumel Connection	| 8726940 / 8725678 EXT 109/110			
| MAYAN ADVENTURES	| Snorkel	| 984 8032552	| N/A	| N/A	
| MAYAN PARADISE	| Snuba & Snorkel	| 8722394	| 8690923	| N/A	
| PELICANOS TOURS	| Jeep Tours	| 984 8030601	| 984 8030602	|	
| PLAYA MIA	| Beach Club	| 8729030-9040	| N/A	| NA	|
| PLAYA UVAS	| Clear Kayak	| 9878719209	| N/A	| Carlos o Efra	
| RANCHO BUENAVISTA	| Caballos	| 9872-1537	| N/A	| N/A	
| SCUBA CARIBE CZM	| Buceo	| 8698278	| 18007012100	| Rodolfo	
| SEATREK & SNUBA	| Sea Space	| 8784647	| 987 8761318	| Sergio	
| ULTRAMAR	| Ferry	| 984 8064915	| N/A	| Víctor Mercado	
| VIA DELPHI	| Nado Xel-Ha / Xcaret	| (998) 206-3304 / 206-3311 / 206-3382 |			

GUÍA PRÁCTICA PARA EL PACIENTE TURISTA

Checklist del Turista Médico:

1. **Documentos necesarios:**

   - Pasaporte válido.

   - Visa de turista (si aplica, según el país de origen). Los pacientes de Estados Unidos, Canadá y Europa pueden ingresar a México sin necesidad de visa para una estancia de hasta 180 días.

   - Documentos médicos relevantes (historial clínico, resultados de pruebas, diagnósticos previos).

   - Certificados de vacunación o pruebas de COVID-19 (según las regulaciones actuales).

   - Recetas médicas en caso de que necesites medicamentos durante el viaje.

2. **Seguro médico:**

   - Asegúrate de contar con un seguro médico de viaje que cubra procedimientos médicos y posibles emergencias.

   - Verifica si el hospital o clínica donde recibirás tratamiento acepta tu seguro internacional.

   - Si el tratamiento no está cubierto por un seguro, asegúrate de tener un presupuesto claro y el método de pago acordado con el hospital.

3. **Alojamiento y transporte:**

   - Investiga opciones de alojamiento cercanas al hospital o clínica. Muchos hospitales en Quintana Roo tienen convenios con hoteles que ofrecen tarifas especiales para turistas médicos.

- Si necesitas transporte especializado, asegúrate de organizarlo con antelación (existen servicios de transporte adaptado para pacientes en recuperación).

4. Planificación del procedimiento y recuperación:

- Coordina con la clínica o el hospital sobre los tiempos estimados de tratamiento, recuperación y seguimiento.

- Asegúrate de tener suficiente tiempo en tu visa de turista para la estancia completa, incluyendo el periodo de recuperación.

5. Cuidados postoperatorios:

- Pregunta por los servicios de telemedicina o seguimiento remoto en caso de que regreses a tu país antes de que la recuperación esté completamente finalizada.

- Si es necesario, organiza una red de apoyo en tu país de origen para el seguimiento postoperatorio con médicos locales.

6. Información sobre regulaciones sanitarias y legales:

- Infórmate sobre las regulaciones sanitarias locales y cualquier medida específica que necesites tomar antes de tu llegada (por ejemplo, restricciones sanitarias debido a COVID-19).

RECURSOS ADICIONALES

Este apéndice proporcionará enlaces a **sitios web, asociaciones y fuentes de información confiables** para que los turistas médicos puedan investigar más a fondo sobre Quintana Roo y el turismo médico en general. Algunos recursos importantes podrían incluir:

1. Sitios web de hospitales y clínicas:

    - [Hospital Galenia](www.hospitalgalenia.com)

    - [Hospiten Riviera Maya](http://www.hospiten.com)

    - [Costamed](http://www.costamed.com.mx)

2. Asociaciones de turismo médico:

    - Medical Tourism Association (MTA): www.medicaltourismassociation.com

    - Consejo Mexicano de Turismo Médico: www.turismomedicomexico.com

    - Patients Beyond Borders:

www.patientsbeyondborders.com

3. Recursos informativos sobre turismo médico:

    - Joint Commission International (JCI): [www.jointcommissioninternational.org]

(http://www.jointcommissioninternational.org)

- IMTJ – International Medical Travel Journal: www.imtj.com

4. Sitios oficiales de turismo en Quintana Roo:
- Visita México – Quintana Roo: www.visitmexico.com/en/quintana-roo

- Consejo de Promoción Turística de Quintana Roo: www.visitquintanaroo.com

SOBRE EL AUTOR:

Gabriel de la Torre M. ha sido un actor clave en el desarrollo del turismo médico en México y América Latina. Desde 2009, desempeñó el cargo de director Comercial del Grupo Médico Costamed en Cozumel, donde fue responsable de promover la integración de empresas internacionales, como Gorgeous Getaways, pionera en turismo médico en Asia. En 2010, asumió el rol de Director de América Latina para Gorgeous Getaways, liderando la expansión del turismo médico en México, Guatemala, Costa Rica y Centroamérica.

Gracias a su experiencia en la creación de alianzas estratégicas y su conocimiento profundo del sector, ha sido fundamental en posicionar a Quintana Roo como un destino destacado para el turismo médico. Actualmente, Gabriel también se desarrolla como escritor de novelas y abogado en Cancún, Quintana Roo.

www.youtube.com/@gabrieldelatorremena

www.linkedin.com/in/gabriel-de-la-torre-m-ba514a27

https://www.amazon.com.mx/s?i=digital-text&rh=p_27%3AGabriel+de+la+Torre+M.&s=relevancerank&text=Gabriel+de+la+Torre+M.&ref=dp_byline_sr_ebooks_1

www.ingramcontent.com/pod-product-compliance
Lightning Source LLC
Chambersburg PA
CBHW070353230526
45471CB00006B/2552